www.ingramcontent.com/pod-product-compliance
Lightning Source LLC
Chambersburg PA
CBHW070252220526
45465CB00004B/1594
* 9 7 9 8 6 0 6 6 8 7 5 0 3 *